EXPOSÉ DES DIFFÉRENTES MÉTHODES

DE

TRAITEMENT DE LARMOIEMENT

ET DE LA TUMEUR ET DE LA FISTULE LACRYMALE

ET DES OBSTRUCTIONS DU CANAL NASAL

PAR LE Dr A. SICHEL FILS

Médecin et chirurgien oculistes des maisons impériales d'éducation de la Légion d'honneur, professeur libre d'ophthalmologie.

Dans les lignes qui vont suivre, nous ne nous proposons pas d'entreprendre une nouvelle description des différentes affections dont les voies lacrymales peuvent être le siége, ni d'entrer dans la discussion des différents points, encore contestés aujourd'hui, des doctrines qui rapportent la cause primordiale de ces affections à tel ou tel point des organes lacrymaux. Nous ne pouvons cependant laisser échapper cette occasion de dire que pour nous, dans tous les cas de larmoiement considérable et ancien, il existe toujours une oblitération, soit primitive, soit secondaire, des voies destinées à conduire les larmes du cul-de-sac conjonctival dans la narine. Aussi croyons-nous pouvoir poser l'aphorisme suivant:

Dans tous les cas de larmoiement ancien et considérable, on trouve toujours un obstacle au transport des larmes dans le nez, et on ne doit chercher la guérison autre part que dans le rétablissement de la perméabilité des voies lacrymales.

Ces lignes doivent donc suffisamment faire pressentir le but que nous nous proposons, à savoir : l'exposé des différentes méthodes propres à obtenir le rétablissement du libre parcours du canal nasal, du sac lacrymal, des points et conduits lacrymaux. Dans le cas où ce rétablissement ne pourrait pas être obtenu, on devra naturellement songer à faire néanmoins cesser le larmoiement. Aussi exposerons-nous en même temps les méthodes de traitement applicables dans ce dernier cas.

S'il est une vérité chirurgicale par excellence, c'est sans aucun doute la suivante : plus les méthodes de traitement proposées ou mises en usage pour guérir une affection sont nombreuses, et plus sans contredit cette affection est rebelle. Or, parmi les affections du domaine de la pathologie externe, il en est peu qui aient suggéré autant de modes de traitement que les affections des voies lacrymales. C'est donc assez dire combien elles sont rebelles. Aujourd'hui cependant nous croyons être arrivé à une pratique à peu près sûre de la cure radicale de ces affections ; mais avant d'exposer le *modus faciendi* qui, dans ces derniers temps, nous a donné des succès rapides et *durables*, nous devons passer en revue les autres procédés employés jusqu'à ce jour.

Les différentes méthodes de traitement des affections des voies lacrymales peuvent se diviser en trois groupes distincts, auxquels nous donnerons les noms de : 1° *méthodes physiologiques ;* 2° *méthodes antiphysiologiques ;* 3° *méthodes artificielles.*

Le premier groupe comprend toutes les méthodes à l'aide desquelles on tend à rétablir le libre cours des larmes à travers les voies naturelles. Elles font partie de cette chirurgie conservatrice, dont les partisans deviennent tous les jours plus nombreux et dont personne aujourd'hui n'ose pour ainsi dire plus être l'adversaire.

Le deuxième groupe comprend toutes les méthodes par lesquelles on se propose de détruire en tout ou en partie les voies lacrymales. Si nous leur avons donné le nom de *méthodes antiphysiologiques*, c'est qu'il nous semble évident que si la nature nous a pourvus de certains organes, tous nos soins doivent tendre à les conserver et non à les détruire, et que ce n'est pas résoudre ni surmonter une difficulté que de la traiter en nœud gordien.

Le troisième groupe enfin se compose pour nous de tous les procédés à l'aide desquels on se propose de créer à l'écoulement des larmes des voies nouvelles. Quoique nous pensions que les méthodes du premier groupe soient toujours suffisantes pour amener la guérison des affections qui nous occupent, nous n'hésiterions pas à nous adresser de préférence à l'une quelconque des méthodes de ce troisième groupe plutôt qu'à celles du second, si nous nous trouvions par hasard en présence d'un cas dans lequel nous eussions échoué par notre méthode habituelle. N'est-il pas en effet préférable de créer aux larmes une voie d'écoulement nouvelle plutôt que de recourir à une opération aussi vulnérante que l'extirpation de la glande lacrymale, par exemple, et qui de plus, comme on le verra plus loin, n'est pas exempte de dangers?

Bref, et pour terminer cette classification, disons que par les méthodes du premier groupe on tend à remettre les voies lacrymales dans leur état normal en ne leur faisant subir que de très-légers changements. Celles du deuxième groupe suppriment le fonctionnement vicieux des organes en leur faisant subir une mutilation plus ou moins grave. Quant aux méthodes du troisième groupe, elles ne surmontent pas l'obstacle, mais elles tournent la difficulté.

Enumérons donc maintenant, en disant quelques mots sur chacune d'elles, les différentes méthodes appartenant à chacun des trois groupes que nous venons d'établir.

Premier groupe. — *Méthodes physiologiques.* — Presque toutes sont basées sur les différents procédés employés pour la guérison des rétrécissements du canal de l'urèthre. Il convient d'y établir plusieurs divisions : A. *Cathétérisme pur ;* B. *Cathétérisme avec dilatation progressive;* C. *Dilatation par un orifice artificiel;* D. *Dilatation brusque et stricturotomie.*

A. *Cathétérisme pur : 1. Procédé de Laforest; 2. Procédé de Gensoul.*

1. *Procédé de Laforest.*—Une sonde pleine métallique, recourbée à la façon des sondes uréthrales, est introduite par la narine au-dessous du cornet inférieur dans le canal nasal; puis, par un mouvement de bascule, on fait pénétrer l'instrument dans ce canal. Ces sondes étant droites dans leur partie ascendante et volumineuses, il est impossible qu'elles parcourent le canal sans labourer la muqueuse et surtout sans déchirer les valvules dont il est pourvu. Aussi ce procédé n'a-t-il pas fait fortune, malgré plusieurs tentatives de réhabilitation faites à diverses époques et même de nos jours (Béraud).

2. *Procédé de Gensoul.*— Gensoul, vers 1830, a songé à modifier le procédé précédent en donnant aux sondes la courbure exacte du canal nasal, en prenant préalablement l'empreinte de ce canal à l'aide de l'alliage fusible de Darcet. Nous devons dire qu'il est difficile de comprendre comment de l'alliage de Darcet pourrait pénétrer dans le canal nasal, soit par sa partie supérieure, soit par sa partie inférieure surtout, si, comme en général, il présente dans un point quelconque un rétrécissement. Mais en admettant que ce fût possible et que les sondes aient une fois la courbure voulue, voici comment

on doit procéder : deux sondes sont nécessaires : une pour le côté droit, une pour le côté gauche, reconnaissables à la direction de la courbure et en se souvenant que le canal nasal présente une convexité en dehors. On introduit le bec de la sonde dans la narine à environ 4 centimètres de profondeur. On imprime alors un léger mouvement de rotation à la sonde de façon à porter son bec vers l'union de la paroi externe et de la paroi palatine de la fosse nasale. Puis on la retire à soi jusqu'à ce que l'extrémité soit arrêtée par la saillie de l'apophyse montante du maxillaire supérieur. On fait subir alors à la sonde un mouvement de rotation de bas en haut et de dedans en dehors de façon que l'extrémité s'enfonce vers la partie la plus élevée du cornet inférieur, où se trouve l'orifice inférieur du canal nasal. Pour faire pénétrer l'instrument dans celui-ci, il ne reste plus qu'à abaisser, par un mouvement de bascule, le pavillon de la sonde.

En dehors de ce que nous avons dit du moulage du canal, on doit reprocher à ce procédé d'avoir souvent été cause de la fracture ou de la luxation du cornet inférieur et, de même que le procédé de Laforest, d'être souvent l'auteur de la lacération de la muqueuse du canal. Aussi ce procédé est-il presque complétement tombé en désuétude.

Nous devons encore mentionner ici l'application que M. Chassaignac a eu l'heureuse idée de faire du procédé de Gensoul au traitement des affections des voies lacrymales *par les douches énergiques ascendantes* (*Méd.* opér., t. II, p. 387.)

B. *Cathétérisme avec dilatation ;* 1. *Procédé de Méjean ;* 2. *Procédé de Ware ;* 3. *Procédé de Bowmann ;* 4. *Procédé de Weber* (*de Darmstadt*) ; 5. *Procédé de Crittchet.*

1. *Procédé de Méjean.* — Ce chirurgien avait imaginé un petit stylet très-fin auquel son nom est resté attaché, lequel était muni, à l'une de ses extrémités, d'un petit œillet. A l'aide de cet instrument, il pénétrait dans le sac lacrymal, puis dans le canal nasal. Dans l'œillet de l'instrument était engagé un fil de soie très-fin. Lorsque l'autre extrémité du stylet était arrivée dans le nez, il saisissait celle-ci et l'attirait au dehors. De la sorte, le stylet entraînait à sa suite le fil de soie, qu'on prenait assez long pour que son extrémité fût facilement fixée sur le front. Au bout de deux ou trois jours, à l'extrémité supérieure du fil de soie, on en fixait un plus gros ou plusieurs de même grosseur. On tirait le premier fil par l'extrémité inférieure, et il entraînait à sa suite les autres fils, qui étaient laissés en place.

Au bout de deux ou trois nouveaux jours, à l'extrémité supérieure des fils de soie on fixait quelques brins de charpie formant un faisceau un peu plus gros que celui des fils de soie, et on établissait de la sorte un petit séton de plus en plus gros qui devait rétablir ainsi la perméabilité du conduit. On doit dire que tant que le séton restait en place, la cure semblait parfaite, car grâce à la capillarité et à l'hygrométrie des fils employés, ils servaient de conducteurs aux larmes. Mais en même temps ces fils, on le comprend sans peine, agissaient à la façon du séton classique, en provoquant une inflammation suppurative; et aussitôt que l'on supprimait le séton, cette inflammation produisait un bourgeonnement bientôt suivi de l'oblitération complète des voies lacrymales depuis le point lacrymal supérieur jusqu'au cornet inférieur; c'est à cette cause sans doute qu'il faut reporter les prétendus succès que ce chirurgien attribuait à sa méthode. Le fait est qu'après avoir joui pendant longtemps d'une faveur méritée à cause de l'ingéniosité de la théorie qui lui servait de base, le procédé de Méjean tomba bientôt dans l'oubli. Il faut cependant lui en savoir gré et lui rendre hommage, car il n'est pas douteux que la théorie de Méjean n'ait été le point de départ de toutes les autres véritables et rationnelles méthodes physiologiques.

2. *Procédé de Ware.*—Ce chirurgien ayant reconnu qu'un stylet métallique faisait presque immédiatement cesser le larmoiement, il en conclut que les larmes passaient entre le stylet et la muqueuse par voie de capillarité. C'est sur ce fait qu'il basa sa méthode. Il fit construire des stylets ou clous métalliques analogues à ceux de Scarpa, mesurant de 30 à 35 millimètres de longueur, droits dans presque toute leur étendue et recourbés en haut à angle obtus. La branche inférieure mesure de 26 à 30 millimètres et la branche supérieure n'en mesure que 4 et se termine par une tête large et aplatie. On fait pénétrer la plus longue branche dans le canal nasal à la faveur d'une incision faite au sac. La branche la plus courte reste comprise dans l'incision, dont les bords sont masqués par la tête du clou. Le malade garde ce clou toute sa vie.

L'écoulement des larmes le long de ce stylet est souvent très-faible, de sorte qu'il subsiste un certain degré d'épiphora. Pour remédier à cet inconvénient, M. le docteur Liebrecht (de Gand) a imaginé de pourvoir ces petits stylets de légères rainures latérales, qui permettent à la fois l'écoulement des larmes ainsi que la pénétration de solutions astringentes dans le canal. La branche supérieure des clous de M. Liebrecht est recourbée à angle droit, et leur introduction a lieu par le point et le conduit lacrymaux inférieurs, préalablement fendus comme dans le procédé de Bowmann (voir plus loin).

Ayant remarqué que, malgré les rainures latérales des clous de Liebrecht, il subsistait encore souvent de l'épiphora, je pensai que cet inconvénient était dû à ce que la muqueuse, irritée par le contact perpétuel de ce clou, se gonflait, se moulait sur les rainures et les oblitérait. Je fis alors construire par notre habile fabricant d'instruments M. Lüer des tubes en argent creux de 35 à 40 millimètres de long et présentant le même diamètre que la sonde n° 6 de Bowmann et portant à leur partie supérieure une extrémité recourbée à angle droit ouverte en dessus en forme de cupule. Après avoir fait le cathétérisme par la méthode de Bowmann jusqu'à ce que la sonde n° 6 passât avec facilité, je plaçais dans le canal cette sorte de petite canule, dont l'extrémité supérieure se cachait dans le conduit lacrymal inférieur.

Quoique ce procédé donnât d'assez beaux résultats, je l'ai, somme toute, employé un petit nombre de fois, pensant que c'était un sérieux inconvénient que de faire porter ainsi *usque ad finem* au malade un corps étranger, qui pouvait à un moment donné, avoir les mêmes inconvénients que la canule de Dupuytren. Je dois dire, néanmoins, que je n'ai jamais revu aucun des malades traités de la sorte. Ceci ne veut pas dire que je les considère comme guéris, car il pourrait bien se faire que ces malades se fussent adressés à un confrère pour se faire débarrasser de l'instrument dont ils avaient été pourvus par moi. En somme, ces trois procédés ne me semblent pas devoir jamais jouir d'une très-grande faveur.

3. *Procédé de Bowmann.* — En 1857, M. Bowmann, chirurgien des hôpitaux de Londres, connu déjà par ses nombreux travaux d'anatomie et de physiologie, imagina un procédé encore en grand honneur parmi les chirurgiens d'aujourd'hui. Il conseille d'ouvrir le *point lacrymal inférieur et le petit canal qui lui fait suite* et de pratiquer le cathétérisme par la partie supérieure des voies lacrymales à l'aide d'instruments droits de grosseur variable depuis un tiers de millimètre jusqu'à 1^{mm},3. Voici comment il procède :

Il commence par dilater le point lacrymal inférieur à l'aide d'un petit stylet de forme conique à peu près semblable à une épingle dont la pointe serait un peu obtuse. Cela fait, il introduit l'une des branches de ciseaux oculaires droits, dits *de Richter*, à extrémités très-fines, par le point lacrymal inférieur, et la pousse en avant jusqu'à ce qu'elle soit parvenue au niveau de la commissure palpébrale interne ; puis, d'un seul coup brusque, il divise la paroi supérieure du conduit lacrymal sur la ligne médiane, ou même en se rapprochant légèrement du bord postérieur de la paupière. C'est ici le lieu de rappeler un petit point d'anatomie qu'il n'est pas inutile d'avoir présent à la mémoire pour pratiquer la dilatation préalable du point lacrymal. L'axe du point lacrymal est perpendiculaire à la direction du bord libre de la paupière, et par conséquent aussi perpendiculaire à l'axe du conduit lacrymal, qui rampe dans l'épaisseur de la paupière parallèlement au bord libre. De là il résulte que pour pratiquer l'élargissement du point lacrymal à l'aide du stylet conique, il faut faire subir à l'instrument un double mouvement : 1° faire pénétrer la pointe de l'instrument perpendiculairement au bord libre et, après un trajet d'un demi-millimètre à 1 millimètre, l'abaisser brusquement et en tendant, à l'aide de l'un des doigts de l'autre main, la paupière inférieure vers la tempe, le pousser en avant en lui faisant subir une série de rotations de droite à gauche et de gauche à droite, en ayant grand soin de le maintenir exactement dans une direction parallèle au bord libre de la paupière inférieure et de ne point employer une trop grande force, afin d'éviter de faire une fausse route.

Pour ce qui est de l'introduction de la branche des ciseaux, cette manœuvre de bascule est à peu près inutile, car une fois le point lacrymal inférieur dilaté, le passage est on ne peut plus praticable, pourvu qu'on ait le soin de continuer à maintenir la paupière inférieure rigidement tendue vers la tempe. Une fois le conduit lacrymal ouvert, rien n'est plus facile que de pénétrer dans le sac. Pour cela, le chirurgien saisit des sondes de calibre moyen, le numéro 3, par exemple, par le pavillon situé au milieu et la tenant comme une plume à écrire, *mais les ongles de l'indicateur et du médius en dessous*, il place l'extrémité de l'instrument dans le fond de la gouttière que présente maintenant le conduit lacrymal ouvert, et pousse la sonde en avant jusqu'à ce que l'extrémité en vienne butter contre la paroi interne du sac, formée par l'os unguis. Puis, et c'est là un point *capital, sans cesser de maintenir l'extrémité de la sonde exactement au contact avec la paroi interne*, il fait subir à l'autre extrémité un quart de rotation de droite à gauche de la tempe vers le nez de façon à relever cette extrémité de la sonde et à la placer dans l'axe du canal nasal. Pour connaître exactement la direction de cet axe, il suffit de placer l'instrument dans une position telle que *le bec soit dans le sac* et que l'instrument, au niveau du sourcil, *soit en contact avec l'apophyse orbitaire interne* (1).

L'instrument une fois dans cette position, il suffit de lui imprimer un mouvement léger de propulsion de haut en bas en ayant bien soin de n'y pas mettre trop de force, car l'instrument, étant assez ténu, déchire facilement la muqueuse et détermine vite la création d'une fausse route. Un semblable accident est du reste facilement indiqué par la douleur que le malade accuse au moment de la déchirure de la muqueuse, *surtout si cette douleur se manifeste dès l'entrée dans l'orifice supérieure du canal nasal.*

On cherche alors à faire pénétrer l'instrument aussi loin que possible et à reconnaître si le rétrécissement est franchissable ou non à l'aide de la sonde n° 3. On le fait pénétrer jusqu'à ce que, après un trajet de 4 centimètres à 4 centimètres et demi, une sensation de résistance indique que l'instrument butte par son extrémité inférieure sur le plancher des fosses nasales. A ce moment, et c'est là un point de repère utile pour savoir si la résistance que je viens d'indiquer est bien celle que l'on attend, le pavillon de la sonde doit reposer en tout ou en partie sur le rebord orbitaire supérieur. Si on n'a pu pénétrer de suite avec l'instrument moyen, il est bon de recourir au plus fin, le numéro 1, et de chercher le passage. S'il n'en existe pas, l'instrument étant très-mince, on en crée un et on continue pendant plusieurs jours le cathétérisme avec cet instrument. La perforation s'accompagne généralement de l'écoulement de quelques gouttelettes de sang, écoulement qui se répète généralement pendant les trois ou quatre jours suivants. Dès que le passage est devenu facile sans écoulement de sang, on peut passer au numéro supérieur, mais il est bon de ne pas trop se hâter. On continue le cathétérisme tous les jours en laissant chaque fois la sonde en place pendant une heure ou une heure et demie. On procède ainsi de suite jusqu'à ce qu'on soit arrivé à faire passer facilement le numéro 6 et dernier. Alors on peut espacer un peu plus les séances de cathétérisme, d'abord en ne les pratiquant que

(1) La direction de l'axe du conduit est donnée par une ligne fictive qui unirait l'apophyse orbitaire au sillon de séparation de la joue et de l'aile du nez.

tous les deux jours, puis tous les trois jours, enfin une fois par semaine et ainsi de suite, jusqu'à ce qu'on puisse à peu près être sûr de la guérison, laquelle est obtenue après un laps de temps qui varie de *trois à quatre mois.*

Certes, ce procédé est excellent, et bon nombre de confrères le regardent encore aujourd'hui comme le meilleur. Mais, d'une part, le petit tour de main nécessaire à l'introduction de la sonde par le point lacrymal inférieur et l'inconvénient qui résulte de là pour l'absorption ultérieure des larmes, le point inférieur étant bien plus actif par son action de siphon ; d'autre part, la facilité de la création de fausses routes et enfin la longueur du traitement sont des reproches sérieux à lui faire. Aussi chercha-t-on de divers côtés à le simplifier et à éviter en même temps les reproches susmentionnés.

Un chirurgien de Darmstadt, M. Weber, connu pour ses travaux anatomiques remarquables sur les voies lacrymales, proposa donc de remplacer le procédé de Bowmann par le suivant :

4. *Procédé de Weber.* — Afin d'éviter le tour de main nécessaire à l'introduction de la sonde dans le sac, il proposa d'abord de faire l'introduction de la sonde en élargissant le point et le conduit supérieurs, ce qui a l'avantage de laisser le point lacrymal inférieur intact et de faciliter notablement l'absorption ultérieure des larmes. De plus, il proposa d'abord de donner aux sondes de Bowmann une assez forte courbure dans le sens du plat du pavillon, ce qui avait l'avantage de faciliter notablement l'introduction des sondes. Peu après, il conseilla de remplacer les six sondes droites et de grosseur uniforme chacune dans toute leur longueur par deux sondes coniques, augmentant de diamètre de la pointe au talon, présentant une légère courbure en avant exactement conforme à la direction du canal nasal et réunies entre elles par un pavillon semblable à celui des sondes de Bowmann. Enfin il proposait de remplacer, pour l'ouverture du conduit, les ciseaux, assez incommodes, par un petit bistouri boutonné assez analogue, par la forme du bouton et la courbure de la lame, au bistouri de Pott pour l'opération de la hernie étranglée. Voici son procédé :

Le chirurgien, placé en avant du malade pour l'œil gauche et derrière lui pour l'œil droit, relève fortement, à l'aide du pouce de la main gauche, la paupière supérieure de l'œil à opérer ; il fait alors la dilatation du point lacrymal supérieur comme dans le procédé de Bowmann. Cela fait, saisissant le petit bistouri comme une plume à écrire, il l'introduit dans le conduit lacrymal à une distance de 5 à 6 millimètres de l'orifice. Maintenant alors avec force le bord de la paupière supérieure appliqué le long de l'arcade orbitaire, il abaisse brusquement le manche de l'instrument en avant, de façon à trancher d'un seul coup la paroi antérieure du conduit lacrymal, jusqu'à la commissure interne. Ici se place une manœuvre de la plus haute importance. On sait que le tendon direct de l'orbiculaire des paupières, ou tendon du muscle de Horner, divise la paroi antérieure du sac lacrymal en deux parties nommées, à cause de cela, l'une, *sustendineuse*, l'autre, *soustendineuse*. Ce tendon oppose souvent une certaine difficulté à l'introduction des sondes coniques ; aussi, pour l'éviter, est-il bon d'en pratiquer la ténotomie de dedans en dehors par l'intérieur du sac. Pour cela, une fois le conduit lacrymal incisé, au lieu de retirer le bistouri, on le plonge dans le sac et on incline le manche en arrière jusqu'à ce qu'on voie le bouton faire saillie sous la peau de la paupière inférieure, au niveau de l'orifice supérieur du canal nasal. On tend alors à exagérer la direction du manche du bistouri en arrière, en même temps qu'on porte fortement l'extrémité de la lame en avant, en agissant comme si on voulait ouvrir la paroi antérieure du sac d'avant en arrière. Un craquement, et la sensation d'une résistance vaincue que l'on éprouve bientôt, indiquent suffisamment que la ténotomie est pratiquée. On n'a plus alors qu'à procéder au cathétérisme. Pour cela, le chirurgien saisit la sonde par le pavillon, et la plaçant comme dans le procédé de Bowmann dans l'axe du canal nasal, il l'introduit en faisant raser à l'extrémité de l'instrument, muni d'un petit bouton olivaire destiné à empêcher le déchirement de la muqueuse, la face postérieure de la paroi antérieure du sac, et il fait cheminer l'instrument jusqu'à la rencontre de l'obstacle. Une fois celui-ci reconnu, il cherche à le franchir, et dans le cas d'imperméabilité, il le traverse de force avec l'instrument. Des divisions espacées de ligne en ligne sur l'instrument permettent de reconnaître à quelle distance siége le rétrécissement. La forme conique de l'instrument permet de pratiquer tous les jours le cathétérisme avec la même sonde et de constater chaque jour le progrès qu'a fait la dilatation. De plus l'auteur pense que dans les cas de catarrhe du sac, la compression des parois du sac par la sonde agit d'une façon tout à fait salutaire, curatrice même sur la sécrétion.

Néanmoins, bien que cette méthode présente déja de sérieux avantages sur celle de Bowmann, il est encore un grand nombre de chirurgiens qui pensent que cette méthode ne doit servir qu'exceptionnellement et que, pour la majorité des cas, celle de Bowmann doit lui être préférée. On verra plus loin que nous sommes loin de partager cette manière de voir.

5. *Procédé de Crittchet.*—En 1864, M. Crittchet ayant remarqué les propriétés hygrométriques de la *laminaria digitata* (algues fucacées) préalablement desséchée, imagina de les employer pour le cathétérisme avec dilatation des rétrécissements des voies lacrymales. Déjà, comme on le verra plus loin (4), feu mon père avait imaginé, pour le traitement et la guérison de la fistule lacrymale, un procédé de beaucoup préférable à tous ceux mis en pratique jusqu'alors, celui de la dilatation par des clous de diverses grosseurs, fabriqués en ivoire préparé. Comme nous aurons à décrire ce procédé au chapitre suivant, nous n'y insisterons pas plus longtemps ici; nous ne voulions constater qu'un fait, c'est que l'idée de la dilatation rapide, méthode qui du reste et à juste titre n'a pas fait fortune, était de date ancienne et que, si la substance employée était nouvelle, elle n'avait guère que cet avantage, d'être d'un prix relativement peu élevé. L'ivoire préparé, au point de vue hygrométrique et sous le rapport de la solidité, lui est de beaucoup supérieur comme on le verra plus loin. Quelques mots donc seulement sur ce procédé, qui, à peine venu au monde, est tombé dans l'oubli sans motiver le moindre regret.

Le procédé opératoire est le même que celui de Bowmann. Seulement les sondes, au lieu d'être en argent, sont en laminaria, elles sont de même grosseur, parfaitement cylindriques et droites. La laminaria a la faculté, lorsqu'elle est bien desséchée et qu'on la place dans un endroit humide, d'être tellement hygrométrique, que si l'humidité est suffisante, elle peut acquérir en fort peu de temps un volume trois ou quatre fois plus considérable que son volume à l'état sec. Il en résulte que si, par exemple, on fait le cathétérisme avec une sonde en laminaria n° 1, au bout d'une demi-heure ou trois quarts d'heure au plus, elle a atteint un volume égal au numéro 3. On voit de suite quel était par conséquent le but qu'on se proposait par ce moyen ; c'était, dès que le passage était assez large pour permettre l'introduction du numéro 1, d'y introduire la sonde en laminaria du même numéro et d'obtenir par là de suite le passage pour le numéro 3. On faisait alors pendant plusieurs jours le cathétérisme avec la sonde n° 3 en argent, et dès que celle-ci passait facilement, on lui substituait la sonde n° 3 en laminaria, qui devait donner la dilatation capable de permettre l'admission du numéro 6 en argent. Dès que ce but se trouvait atteint, on cathétérisait de nouveau pendant quelques jours avec le numéro 6 en argent, et dès qu'elle passait facilement, on lui substituait le numéro 6 en laminaria, qui était alors continué jusqu'à guérison.

Mais, hélas ! ce procédé hypothétiquement si simple et si beau était loin de l'être autant en pratique. En effet, une fois la laminaria en place, elle se gonfle et produit d'abord des déchirures. De plus, au-dessus et surtout *au-dessous* du rétrécissement, la laminaria se gonfle infiniment plus qu'au niveau de l'obstacle, car là elle est libre et n'éprouve pas la résistance que lui oppose ce dernier. Il en résulte que lorsqu'on retire la sonde, on est obligé d'employer une *très-grande force* pour faire passer la partie de la sonde située dans le canal nasal au-dessous du rétrécissement à travers celui-ci, manœuvre qui ne s'opère alors qu'en déchirant le rétrécissement et en donnant lieu à une plaie, dont l'existence se révèle de suite par un abondant écoulement de sang par la narine et par une atroce douleur qu'éprouve le malade. C'est surtout quand le numéro employé devient de plus en plus gros, que l'augmentation de volume devient relativement de plus en plus forte et la difficulté à le sortir plus considérable. On voit de suite le grand inconvénient qui résulte de tout cela; la déchirure du rétrécissement tend à se cicatriser dès que l'instrument est retiré, et souvent le lendemain déjà on a grand'peine à faire passer un nouvel instrument. De plus, si par malheur le malade, effrayé par la douleur de la veille, omet de venir exactement le lendemain, on est presque à coup sûr, le surlendemain, en présence d'une des deux alternatives suivantes : ou passer à travers la nouvelle stricture de vive force à l'aide d'une *fausse route ;* ou bien renoncer à franchir l'obstacle devenu insurmontable. Un certain avantage cependant semblerait résulter de l'emploi de la laminaria : c'est que les sondes extraites rapportent un moule exact du rétrécissement, qui peut donner des renseignements précieux sur son siége et son étendue. Mais qu'est ce mince avantage comparé aux graves inconvénients que nous venons de signaler, ou à ceux peut-être plus sérieux encore de voir : 1° au moment où on veut retirer la sonde, de voir, disons-nous, celle-ci se briser au niveau de la partie supérieure du rétrécissement, toute la portion de l'instrument placée dans le canal nasal, dans l'épaisseur du rétrécissement et au-dessous de lui, rester dans le trajet; 2° lorsqu'on retire l'instrument, celui-ci sort accompagné de la *muqueuse tout entière* du canal nasal. Ces deux accidents terribles peuvent se produire pour ainsi dire malgré la volonté du chirurgien, car il suffit que la laminaria employée soit extrêmement sèche pour qu'elle se gonfle plus rapidement qu'on n'était en droit de l'attendre, ou que la sonde ait été laissée quelques minutes de trop en place pour que son extraction présente de tels dangers. Nous avons vu ces deux accidents se produire une fois seulement chacun, mais n'est-ce pas trop déjà ? La malade chez laquelle la sonde s'était brisée eut, il est vrai, le bonheur d'*avaler* la portion restée en place, mais on tremble en songeant à la terrible opération qu'il eût fallu lui faire subir si cet heureux résultat ne s'était pas produit.

Procédé de Stilling (de Cassel) (1). — On procède comme pour le cathétérisme de Weber ; mais l'auteur remplace le sondage par une *nasalotomie interne*, qu'on nous passe ce néologisme, qui indique qu'on pratique ici l'incision du rétrécissement. Le docteur Warlomont a publié naguère dans les *Annales d'oculistique* (2), un intéressant mémoire sur ce sujet, dont nous demandons la permission au lecteur de mettre les passages suivants sous ses yeux :

« Le malade assis sur une chaise en face du jour, la tête soutenue contre la poitrine d'un aide, j'agis de la main droite pour le côté gauche, de la main gauche pour le côté droit ; j'incise tout d'abord le point lacrymal supérieur avec le petit couteau de Weber, puis j'introduis de gré ou de force, non cependant sans garder une certaine mesure, la sonde conique du même chirurgien jusque dans le canal nasal et l'y laisse à demeure pendant quelques minutes.

« Je retire la sonde et la remplace incontinent par le petit couteau de Stilling (3) qui, trouvant la voie toute tracée, pénètre sans

(1) *Annales d'oculistique*, t. LIX, p. 224, 1868.
(2) *Annales d'oculistique*, t. LX, p. 117, 1868.
(3) Chez Robert et Collin.

difficulté jusque sur le plancher des fosses nasales, où l'on sait qu'il est parvenu par la disparition complète de l'instrument, enfoncé de façon à ne laisser voir que son manche.

« Le couteau placé, je passe derrière le malade et de la main gauche appuyée sur son front je fixe sa tête contre ma proitrine ; je saisis alors le couteau de la main droite pour les deux côtés et, suivant les préceptes de l'auteur, j'incise dans trois ou quatre directions différentes dans toute la hauteur du canal nasal, jusqu'à ce que l'instrument, qui d'abord était emprisonné, puisse y être retourné sur lui-même dans tous les sens.

« L'opération est ainsi terminée.....

« *Il est entendu que, conformément aux vœux de l'auteur, aucun agent dilatateur n'est introduit dans les voies lacrymales après dilatation.* »

J'ai souligné ces derniers mots parce que l'auteur de la méthode ainsi que M. Warlomont y attachent toute l'importance du procédé. M. Warlomont fait suivre son mémoire de huit observations et parle d'une vingtaine d'autres qui ont toutes été suivies de succès et dans lesquelles il s'est écoulé un laps de temps variable de quatre jours à cinq mois, depuis la première jusqu'à la dernière visite du malade; encore cette dernière n'a-t-elle, dans la majorité des cas, eu pour but que de faire constater par le chirurgien la guérison.

Le docteur Warlomont fait suivre l'exposé de ses observations de la réflexion suivante (p. 124).

« La cure est-elle radicale et se maintient-elle? Sans oser l'affirmer, nous en avons l'espérance fondée sur les succès dont nous avons été témoin et dont aucun ne s'est jusqu'à présent démenti. Or plusieurs d'entre eux remontent déjà à cinq et à six mois. »

C. *Dilatation des voies naturelles par un orifice artificiel.*

Disons tout de suite que tous les procédés que nous allons indiquer dans cette classe sont tous abandonnés aujourd'hui et tombés en désuétude ; nous n'en ferons donc qu'une courte énumération uniquement au point de vue historique.

1. *Procédé de J.-L. Petit.* — Ce chirurgien ouvrait la paroi antérieure du sac par une ponction faite à la peau à l'aide d'un petit bistouri droit et pointu ; il indique comme points de repère, le tendon direct de l'orbiculaire et le bord antérieur de la gouttière lacrymale (extrémité supérieure de l'apophyse montante du maxil-

laire supérieur). La lame de l'instrument étant munie d'une cannelure, on glisse dans celle-ci des bougies ou des stylets de baleine et on pratique le cathétérisme jusqu'à la guérison.

2. *Procédé de Scarpa.* — Même ouverture que ci-dessus; on remplace le cathétérisme à l'aide de bougies par des clous en plomb laissés à demeure pendant plusieurs jours et dont le volume va en augmentant ; les clous sont munis d'une tête plate et large destinée à les empêcher de disparaître dans le sac. Cette méthode a été en grand honneur pendant longtemps.

3. *Procédé de Lecat.* — Ce procédé est identique à celui de Méjean, avec cette différence qu'au lieu de faire le cathétérisme par le point lacrymal supérieur, on le faisait par une ouverture pratiquée comme dans le procédé de Petit. Cela avait l'avantage d'être d'un manuel opératoire plus facile, mais ce procédé présentait les mêmes inconvénients que celui de Méjean.

4. *Procédé de Sichel père.* — Emprunté à ceux de Petit et de Scarpa ; ouverture de la paroi antérieure du sac comme ci-dessus, puis introduction par celle-ci de corps dilatants : De trois jours l'un: 1° un clou de Scarpa ; 2° une corde à boyau munie à l'une de ses extrémités d'une tête en cire à cacheter semblable à celle des clous en plomb et destinée au même usage ; 3° introduction d'un clou en ivoire préparé, c'est-à-dire débarrassé de ses sels calcaires et par conséquent réduit à sa partie gélatineuse. Ces divers corps dilatants allaient en augmentant de diamètre des numéro 1 à 30 et permettaient ainsi une dilatation douce et progressive.

Lorsqu'enfin la dilatation était complète on cautérisait le rétrécissement dont les clous en ivoire reportaient l'empreinte et indiquaient par conséquent le siége, à l'aide d'un porte-caustique à cuvette en argent, identique à celui d'Amussat pour les rétrécissements de l'urèthre. On comprend que lorsqu'il y avait fistule, le premier temps de l'opération était supprimé; on se contentait de rechercher le passage à l'aide d'un petit stylet cannelé, et une fois l'instrument parvenu dans la fosse nasale correspondante, on glissait sur sa cannelure le clou de plomb n° 1. C'était là une excellente méthode, qui a donné infiniment plus de succès que de revers et surtout un bien plus grand nombre de bons résultats que tous les autres procédés. Malheureusement elle était longue et par cela même ennuyeuse et aussi d'une application difficile sur les ouvriers ou sur les indigents, dont le temps est on ne peut plus précieux ;

elle avait de plus l'inconvénient énorme de laisser après la guérison une profonde dépression cicatricielle en cupule qui constituait souvent une véritable difformité.

Ajoutons ici le procédé de Larrey père (*Clinique chirur.*, t. III, p. 399) qui est analogue au procédé précédent.

DEUXIÈME GROUPE. — *Méthodes antiphysiologiques.* — Il convient de faire encore ici plusieurs divisions, suivant la portion des voies lacrymales sur laquelle porte l'opération. Celle-ci intéresse : A. *Les points et conduits lacrymaux* ; B. *Le sac lacrymal* ; C. *La glande lacrymale.*

A. L'opération porte sur *les points et conduits lacrimaux :* 1. *Incision* ; 2. *Excision* ; 3. *Oblitération.*

1. *Incision.* — L'incision pure et simple des points et conduits lacrymaux n'a été proposée et n'est encore pratiquée aujourd'hui que dans le but de rémédier au larmoiement ou épiphora résultant soit : 1° de l'éversion des points lacrymaux par suite d'ectropion partiel ou total des paupières, mais surtout de l'inférieure. On voit en effet assez souvent des cas dans lesquels, par suite d'une direction vicieuse de la paupière inférieure, le point lacrymal, au lieu d'être tourné légèrement en arrière et de plonger dans ce qu'on appelle le *lac lacrymal*, est dirigé en avant et ne plonge plus dans le liquide ; il en résulte que les larmes, s'accumulant vers l'angle interne de l'œil et dans le godet formé par la paupière inférieure, ne sont plus absorbées dans le nez et s'écoulent sur la joue. On peut remédier en grande partie à cet état en dilatant d'abord le point lacrymal avec la sonde conique, comme dans le premier temps du procédé de Bowmann, puis en incisant dans toute sa longueur le conduit lacrymal soit à l'aide de ciseaux de Richter, soit à l'aide du couteau de Weber, ou bien encore de l'instrument très-ingénieux de M. Giraud-Teulon (1). Une seule précaution doit être prise, c'est de diriger l'incision aussi en arrière que possible, de façon à se rapprocher autant que faire se pourra du point dans lequel les larmes se réunissent en plus grande abondance. Je n'ai pas besoin de faire remarquer que cette incision ne doit jamais, dans ce cas, être pratiquée que dans le point lacrymal inférieur, car sur le point supérieur elle n'atteindrait pas le but qu'on se propose, ce but étant de transformer le point et le conduit lacry-

(1) Chez Robert et Collin.

maux en une gouttière, le long de laquelle les larmes gagnent le sac lacrymal.

Nous rappelons encore que pour certaines tumeurs ou polypes (*leptotrix*), de même que pour des dacryolithes enclavés dans son trajet et en provoquant l'oblitération ou l'imperméabilité, on a de même souvent pratiqué l'incision des points et conduits lacrymaux.

2. *Oblitération.* — Dans les cas de fistules lacrymales rebelles, on a proposé d'oblitérer ou d'empêcher la perméabilité des points et conduits lacrymaux, et pour obtenir ce résultat, différents moyens ont été mis en avant. Nous ne parlerons ici que des deux principaux, à savoir :

L'excision des points lacrymaux et d'une plus ou moins grande partie adjacente du conduit par un simple coup de ciseau courbe sur le plat (Velpeau, 1840).

Le deuxième procédé consiste à cautériser l'orifice ou point lacrymal et la partie antérieure du conduit, soit à l'aide d'un crayon fin de nitrate d'argent (Buche), soit à l'aide d'un petit cautère rougi à blanc, soit en introduisant ou en laissant séjourner plus ou moins longtemps dans le conduit un fin stylet d'argent préalablement trempé pendant un temps variable dans de l'acide nitrique concentré (A. de Graefe, 1858), soit enfin en employant la galvano-caustique (Tavignot, 1862). Je n'ai pas besoin de dire combien ces différentes méthodes sont irrationnelles, car il suffit de poser une simple question pour embarrasser fort les quelques défenseurs de cette méthode de traitement. Cette question est la suivante : Que deviennent les larmes ? Pour nous, il nous semble que l'épiphora ne peut qu'augmenter ; de plus, ne peut-on pas comparer ce qui a lieu ici à ce qui se passerait par exemple si, contre la polydipsie, on proposait l'oblitération des uretères ?

B. *Destruction du sac lacrymal : 1. Oblitération ; 2. Excision.*

1. *Oblitération.* — L'oblitération du sac, déjà connue des anciens, a été remise en honneur au dix-huitième siècle par Nannoni, qui, après avoir ouvert le sac, y introduisait du caustique. Son fils proposa de remplacer le caustique par le cautère actuel.

Harweng, en 1824, publia un mémoire sur l'emploi du fer rouge.

Ne voulant pas entrer ici dans un historique trop détaillé, nous

nous bornerons à dire que de nos jours encore et jusqu'à ce que, dans ces dernières années, la méthode physiologique eût définitivement pris des racines solides sur le terrain de la thérapeutique des affections qui nous occupent, on regardait encore l'oblitération du sac lacrymal comme le meilleur moyen de remédier aux différentes affections des voies lacrymales. Pourtant cette opération présentait de si fréquents insuccès que l'on ne sera pas étonné du nombre considérable de moyens proposés pour arriver au but désiré. Disons toutefois que de nos jours, comme autrefois, les chirurgiens ont été partagés d'avis sur l'emploi de différents caustiques ou du cautère actuel; c'est ainsi que M. Sœber (Strasbourg, 1851), a proposé la cautérisation du sac, préalablement ouvert par une large incision, à l'aide d'un crayon de potasse caustique.

Jünken (de Berlin) proposa l'empioi du chlorure de zinc.

M. Desmarres père (1851), le cautère actuel à l'aide d'un instrument semblable à celui employé jadis par les dentistes pour la cautérisation des dents cariées.

Furnari, mort il y a quelques années, professeur à Palerme, avait proposé l'emploi de la pâte de Vienne par un procédé fort ingénieux. Un tube de plume d'oie ouvert aux deux bouts était chargé dans une partie de sa hauteur de caustique ; par-dessus une petite boulette de ouate ou de charpie était introduite dans le tube en contact immédiat avec le niveau supérieur de la pâte de Vienne; on introduisait alors l'extrémité du tube dans le sac, et à l'aide d'un mandrin qui appuyait sur la boulette de ouate ou de charpie, on poussait la pâte de Vienne dans le sac. On voit par là qu'on évitait ainsi la cautérisation de la peau et la formation d'une eschare trop étendue.

M. Magne a proposé d'introduire dans le sac une petite éponge imbibée de beurre d'antimoine.

M. Fano a préconisé les injections de teinture d'iode dans le sac.

Enfin Lallemand a proposé d'introduire dans le sac un petit fragment de nitrate d'argent.

Plus tard mon père avait coutume, lorsqu'il lui fallait par hasard pratiquer cette opération, de se servir tout bonnement du crayon de nitrate d'argent, méthode infiniment moins douloureuse que toutes les autres, et que j'ai vu réussir parfaitement dans les deux ou trois cas où mon père l'a pratiquée dans les dix dernières années de sa vie.

Je crois devoir ajouter ici quelques mots sur les résultats que je connais de ces différentes méthodes ; toutes, ou à peu près toutes, sont d'un effet incertain. Celles qui sont basées sur l'emploi de différents caustiques ont presque toutes l'inconvénient d'être suivies d'eschares plus ou moins étendues de la peau, de déterminer par conséquent des cicatrices difformes, et ne sont pas exemptes de danger pour l'œil lui-même.

Quant au cautère actuel, son moindre inconvénient est de déterminer la dénudation, l'exfoliation ou la nécrose des différentes parois osseuses des voies lacrymales. J'ai vu cet accident se produire sur trois malades opérés par ce procédé, et chez l'un desquels notamment l'opération a été suivie de l'élimination en deux fragments de l'os unguis nécrosé.

Pour moi je n'ai pas encore rencontré de cas dans lequel j'aie dû recourir à ce moyen extrême, et si, ce que je ne crois pas, j'étais par hasard forcé d'y recourir, je m'adresserais d'abord à la méthode de mon père, et en cas d'insuccès à celle de Furnari.

Quelle que soit du reste la méthode que l'on emploie, il faut avoir bien besoin de pratiquer en même temps l'oblitération des points et conduits lacrymaux.

2. *Excision du sac.* — Cette opération a été pratiquée par Platner (1724), mais elle est trop vulnérante et est complétement tombée dans l'oubli.

3. *Extirpation de la glande.* — En 1843, Paul Bernard pratiqua cette opération, pour la première fois, pour un épiphora datant de dix ans environ, et qui avait résisté à tous les modes de traitement. Une incision de 15 millimètres de longueur fut pratiquée suivant le bord inférieur du sourcil à la partie inférieure et externe de l'orbite, et laissa apparaître la glande, qui fut attirée en avant et excisée. La plaie était cicatrisée en quelques jours. *L'écoulement des larmes diminua, mais ne cessa point.* Deux mois plus tard, nouvelle opération et excision du restant de la glande. Cette fois encore *l'œil resta légèrement plus humide,* mais sans causer la moindre gêne au malade.

Quelques années après, Textor reprit cette opération, qui n'avait pas fait fortune ; enfin elle fut pratiquée par d'autres chirurgiens : Dixon, Sperino, Windsor, Ch. Taylor, A-B. Carter, etc. Néanmoins elle n'était pas encore devenue une méthode générale de traitement.

Lors du dernier congrès international d'ophthalmologie, en 1867, le docteur Lawrence (de Londres) fit une communication étendue sur ce sujet et rapporta quatorze cas qui lui étaient propres dans lesquels il avait pratiqué cette opération, et voici comment il décrit le procédé opératoire (1) :

« Les instruments requis sont les suivants : un bistouri long et étroit, des ciseaux boutonnés ; un crochet petit, aigu, double, comme celui que l'on avait coutume d'employer pour fixer le globe dans l'ancienne opération du strabisme ; une paire de pinces longues à *bulldog-catch* ; des aiguilles et du fil d'argent pour les sutures.

« Le chloroforme est administré jusqu'à anesthésie passablement complète. La peau est divisée avec le bistouri immédiatement au-dessous du tiers supérieur externe du bord orbitaire. Dans ce premier temps de l'opération, la peau doit être tendue en la tirant d'un côté à l'autre avec les doigts ; mais, comme elle est très-mobile dans cette région, on doit faire grande attention à ne point l'attirer en haut ni en bas, autrement l'incision tomberait soit sur l'os frontal, soit au contraire trop au-dessous du rebord de l'orbite ; et comme la glande lacrymale est en contact intime avec la voûte de l'orbite, on éprouverait quelque difficulté à la trouver. Lorsque l'incision de la peau est faite, le fascia qui relie le périoste de l'orbite avec le bord supérieur du cartilage tarse est coupé en travers, et l'on pénètre alors dans la cavité orbitaire par de petits coups ménagés de la pointe du bistouri. Quand une ouverture suffisante a été ainsi pratiquée, on sent la glande au moyen du bout du doigt appliqué sous la voûte orbitaire. Avec un peu d'expérience on la reconnait aisément comme un corps un peu dur, poli et arondi. Dans cette recherche avec le doigt on doit prendre soin de ne pas pousser trop profondément dans l'orbite, car par là la glande, eu égard à ses connexions lâches avec le périoste orbitaire, pourrait être luxée et repoussée en arrière dans le tissu cellulaire de l'orbite ou entraînée par le fascia qui repose sur le globe. Il deviendrait alors difficile de la découvrir et de l'exciser, à moins de pratiquer, comme cela m'est arrivé, une excessive ouverture dans la profondeur de l'orbite. Si donc on éprouvait quelque difficulté à rencontrer la glande, il serait certainement préférable de

(1) *Compte rendu du congrès international de* 1867. Paris, 1868, p. 42.

diviser toute de suite la commissure palpébrale externe par une incision horizontale directement portée en dehors et allant à la rencontre de la première incision. Un lambeau triangulaire sera ainsi formé, ayant son sommet en dehors. Ce lambeau est alors renversé en dedans ; l'angle supérieur et externe de l'orbite est ainsi librement exposé à la vue, et l'on arrive alors aisément sur la glande que l'on peut rencontrer dans ce cas en contact plutôt avec le globe lui-même qu'avec la voûte de l'orbite. Avant de praquer l'une de ces deux incisions, j'ai coutume de déterminer par ses pulsations la position exacte de l'artère temporale, de façon à l'éviter ensuite, ce à quoi j'ai toujours réussi, Après que je me suis assuré de la position exacte de la glande, je passe le crochet double le long du doigt de ma main gauche, qui sert ainsi de guide aux pointes du crochet ; je fais exécuter alors une demi-rotation au manche de l'instrument de façon à mettre ses pointes en rapport avec la glande, que j'accroche alors fixement par leur moyen, la tirant en avant et la séparant de toutes ses connexions au moyen du bout du bistouri. Lorsque j'ai retiré ce que je considère comme devant être la glande, je la tranche invariablement par une coupe en travers, afin de m'assurer que c'est bien la glande et non quelque portion du tissu celllulaire ou graisseux de l'orbite.

« La plaie peut être réunie au moyen de sutures en fil d'argent, et il faut avoir soin de placer les parties en exact contact et dans leurs rapports réguliers, particulièrement si la commissure externe des paupières a été divisée dans l'opération. Dans ce cas la suture qui procure l'adaptation la plus harmonique est celle qui réunit le sommet externe du lambeau triangulaire à la peau de la tempe. La plaie peut alors être traitée d'après les principes généraux de la chirurgie. »

Je n'ai pas besoin de dire combien je considère cette opération comme barbare ; mais s'il n'y avait que ce reproche à lui faire, il faudrait néanmoins la prendre en sérieuse considération, car elle donne évidemment de bons résultats. Elle présente de graves inconvénients. D'abord, dans bon nombre de cas, on observe fréquemment une conjectivite toujours gênante et qui peut durer plus ou moins longtemps ; de plus, la conjonctive, qui n'est plus baignée par des larmes, conserve un certain degré d'irritation qui ne va pas jusqu'au dessèchement, à cause de la sécrétion des

*

glandes sous-muqueuses (Sappey), mais occasionne une certaine gêne.

Ensuite on voit souvent survenir un certain degré de ptôsis de la paupière supérieure. M. Lawrence dit que dans la plupart des cas où cette complication se montre, elle est due à un gonflement inflammatoire qui disparaît graduellement. Mais cet auteur confesse que dans quelques cas cette complication peut tenir à la division partielle du releveur de la paupière ou de quelques filets nerveux. Il avance même que dans un cas les mouvements latéraux du globe furent assez paralysés pour entraîner une diplopie binoculaire considérable.

On voit aussi apparaître au niveau du lieu naguère occupé par a glande un enfoncement assez considérable qui constitue une véritable difformité, fait à prendre en sérieuse considération si on se rappelle que les affections des voix lacrymales sont d'une bien plus grande fréquence chez les femmes que chez les hommes ; et pour ne citer que les chiffres empruntés à M. Lawrence lui-même, nous voyons que sur vingt cas d'extirpation de la glande lacrymale rapportés par lui, treize cas se rapportent à des femmes et sept seulement à des hommes.

L'opération elle-même n'est pas exempte de dangers, car la suppuration retenue dans la cavité laissée par la glande enlevée peut fuser sous la paupière et la conjonctive, et dans l'orbite, et déterminer la perte de l'œil, ainsi que cela est arrivé à un malade de M. Desmarres (1).

En somme, nous pensons que cette opération doit être conservée comme ressource ultime, alors que toutes les autres méthodes, aussi bien celles que nous avons énumérées que celles qui vont suivre, n'auraient pas donné de résultats satisfaisants.

TROISIÈME GROUPE. — *Méthodes artificielles.* — Toutes ces méthodes sont à peu près tombées en désuétude aujourd'hui. On peut néanmoins les diviser en trois catégories :

1. *Elargissement du canal osseux ;* 2 *Placement d'une canule à demeure ;* 3. *Perforation de l'os unguis.*

1. *Élargissement du canal osseux.* — Proposé par Gerdy à l'aide d'un petit bistouri étroit, courbé en serpette, avec lequel il coupe

(1) Malgaigne, *Médecine opératoire*, 7e édit., p. 347.

l'unguis de bas en haut le long de son bord antérieur. Il reportait ensuite le tranchant en arrière et en dedans pour diviser de bas en haut l'os unguis le long de son bord postérieur ou à peu près (voir Malgaigne, *Médecine opératoire*). Il fallait alors faire consolider au moyen de grosses mèches la paroi interne du canal dans un état d'écartement qui devait assurer la dilatation du canal osseux et du canal membraneux (?).

2. *Placement d'une canule à demeure.* — Faubert le premier proposa de placer par l'ouverture supérieure du canal nasal une canule métallique dans; ce trajet ce procédé n'eut pas fait fortune si Dupuytren ne s'en fût fait le champion et ne l'eût appuyé de toute son autorité. Aussi la méthode fit-elle merveilles pendant un certain nombre d'années. Voici en peu de mots en quoi elle consistait : une ouverture préalable était faite à la peau et à la paroi antérieure du sac, comme dans le procédé de J.-L. Petit ; puis à l'aide d'un mandrin, une canule en argent présentant à peu près les dimensions du canal normal était enfoncée *de vive force* dans le trajet osseux. Pendant quelques jours tout était pour le mieux ; la canule, facilement perméable, laissait écouler les larmes et le mucus dans la fosse nasale correspondante. Le nombre de canules ainsi placées fut vraiment incommensurable; tous les chirurgiens rivalisèrent de zèle, et c'était à qui en placerait le plus; mais bientôt se montra le revers de la médaille. Cette canule enfoncée de vive force, tantôt à travers des coarctations plus ou moins complètes, tantôt entre la muqueuse et l'os, ne tardait pas à jouer le rôle de corps étranger. La muqueuse déchirée et refoulée s'enflammait, se tuméfiait, et au bout de peu de temps formait des boursouflements soit à l'extrémité supérieure, soit à l'extrémité inférieure de la canule, et les choses revenaient à leur premier état; souvent aussi et surtout lorsque la canule avait été enfoncée entre l'os et la muqueuse, celui-ci dénudé était bientôt pris, au contact du corps irritant, d'une ostéite parfois suivie de carie et même de nécrose, ainsi que mon père m'a dit en avoir souvent été témoin. Il se formait peu à peu autour de la canule un véritable foyer, et il fallait extraire *le corps étranger*. D'autres fois encore les liquides accumulés faisaient remonter la canule, qui venait faire saillie sous la peau dans un point voisin de celui par lequel elle avait pénétré, et par où elle arrivait parfois à sortir spontanément à la faveur d'un petit abcès qui amincissait et

perforait les téguments après un temps variable. Ce dernier ca était le plus favorable au point de vue du traitement ultérieur, car dès que la canule faisait saillie il était facile de l'extraire; mais c'étaient les cas les moins nombreux. Dans la majorité des cas où l'extraction de la canule était nécessaire, il fallait faire subir au malade une véritable opération. Alors apparurent les innombrables instruments destinés à l'extraction de la canule qui pendant un moment avait été considérée comme la panacée universelle des affections des voies lacrymales. Loin de moi la pensée de les décrire tous; je n'en citerai que deux, celui de mon père, analogue aux pinces à pression continue, et le crochet de M. Jules Cloquet. Ici se présentait une nouvelle difficulté; il s'agissait d'introduire l'instrument dans l'orifice et dans la lumière intérieure de la canule, manœuvre souvent très-difficile, la canule au contact des différents liquides s'étant oxydée et oblitérée, et fuyant sous l'instrument. Y réussissait-on, alors ce n'était qu'au prix d'une déchirure considérable de la muqueuse, bientôt suivie du rétrécissement complet du canal, qu'il fallait faire suivre de l'oblitération du sac. Après avoir joui pendant nombre d'années d'une très-grande faveur, ce procédé finit par tomber complétement en désuétude.

3. *Perforation de l'unguis.* — Tous les procédés relatifs à cette méthode sont aujourd'hui complétement abandonnés, et presque tous sont décrits avec détail dans les différents traités classiques de médecine opératoire. Aussi ne ferai-je que les énumérer brièvement en indiquant le caractère essentiel de chaque procédé, et en renvoyant mes lecteurs aux descriptions détaillées des auteurs.

Wathen (1781) perfore l'os unguis avec un foret et y place un tube.

Wolhouse extirpe le sac, puis perfore l'unguis à l'aide d'un stylet pointu.

Hunter établit une perte de substance dans l'os unguis à l'aide d'un emporte-pièce.

M. Laugier propose un trocart courbe pour exécuter la même opération.

Gerdy la pratique avec son bistouri en forme de serpette dont nous avons parlé plus haut.

Enfin Reybart imagine un perforateur-vrille en forme de tire-bouchon, à l'aide duquel il pratique une perte de substance de

1 millimètre à l'os unguis, à travers laquelle il implante une canule de façon à obtenir une ouverture de 5 millimètres.

Telles sont les différentes méthodes qui jusqu'à ce jour se sont partagé la faveur des chirurgiens et ont été tour à tour prônées, puis abandonnées jusque dans ces dernières années.

Conclusions. — Quand a paru le procédé de Bowmann, il fut presque universellement adopté et même accueilli avec joie par tous les chirurgiens ophthalmologistes; mais on s'aperçut que, bien que cette méthode fût la première rationnelle et réellement fondée sur la physiologie des voies lacrymales, elle donnait pourtant lieu à de fréquentes rechutes; aussi les sectateurs de Bowmann se divisèrent-ils bientôt en deux camps. L'un prétendait que les rechutes étaient dues à ce que les deux derniers numéros de Bowmann étaient trop volumineux, et que pour éviter les récidives il ne fallait pas dépasser l'emploi du numéro 4. L'autre soutenait que la dilatation n'était pas suffisante, et qu'il fallait au contraire employer des sondes plus volumineuses que le numéro 6 de Bowmann.

A la tête du premier camp se trouve M. le professeur Arlt (de Vienne); à la tête du second, M. Weber (de Darmstadt). Les choses en étaient là quand apparut le petit mémoire de M. Stilling (de Cassel), qui passa presque inaperçu. J'avais expérimenté les indications de Bowmann, Arlt, Weber, et j'avais constaté nombre de fois que toutes ne tenaient qu'imparfaitement leurs promesses, et que les récidives étaient presque aussi fréquentes lorsque l'on suivait l'un ou l'autre des conseils de ces praticiens expérimentés. De plus, j'avais observé un certain nombre de malades traités dans les différentes cliniques ophthalmologiques de Paris où on suit l'une ou l'autre des voies que nous venons d'indiquer. Je n'ai pas besoin de faire remarquer que les cas que j'ai observés n'appartenaient naturellement pas aux cas de guérisons. Aussi, lorsque parut le travail de M. Stilling, je l'accueillis avec une joie réelle, croyant que là était le véritable nœud de la question, et qu'enfin nous tenions le *desideratum*. Je dus bientôt en rabattre; cette méthode aussi, en suivant en tout point les prescriptions de l'auteur (voir plus haut), n'est pas exemple de rechutes. Je pensai alors à employer ce que j'appellerai *une méthode mixte* basée sur les méthodes de Weber et de Stilling pour le traitement des affections des voies lacrymales, et sur la méthode de Civiale pour le traitement des rétrécissements de l'urèthre. Depuis dix-huit mois que je fais uniquement usage de ce mode de traitement, je n'ai eu qu'à me louer de ses excellents résultats.

Je vais donc décrire avec soin la méthode en question : je commence par ouvrir le point et le conduit lacrymaux supérieurs comme dans le procédé de Weber, en me servant pour cela du petit bistouri boutonné courbe de ce chirurgien. Cela fait, je plonge toute la partie tranchante de l'instrument jusqu'au talon dans le sac lacrymal. Je porte alors fortement le manche de l'instrument en arrière vers le front du malade, et je fais la section de dedans en dehors et d'arrière en avant du tendon direct de l'orbiculaire, qui, comme on le sait, divise le sac lacrymal en deux portions sus et sous-tendineuses. Inutile de dire que je me sers toujours de la main droite en me plaçant devant le malade pour l'œil gauche et derrière lui pour l'œil droit.

Ce premier temps terminé, je prends une sonde conique de Weber et je vais à la recherche du rétrécissement ; celui-ci une fois constaté, j'essaye de le franchir ; si j'y réussis, je pousse immédiatement la sonde jusqu'à ce que son extrémité arrive sur le plancher de la fosse nasale correspondante, et je la laisse en place pendant une demi-heure ou trois quarts d'heure environ. Si j'échoue, je retire la sonde et je la remplace par un petit couteau droit, avec lequel je perfore le rétrécissement. On peut aussi se servir pour ce temps de l'opération d'un instrument aigu et mince quelconque.

Je retire alors le couteau et j'agis de nouveau avec la sonde conique comme précédemment. Jusqu'ici, comme on le voit, ma méthode est empruntée au procédé de Weber ; je renouvelle cette dilatation forcée pendant deux ou trois jours, jusqu'à ce que je constate que la sonde pénètre sans grande difficulté dans toute l'étendue du canal nasal. Alors je fais la stricturotomie d'après les conseils de M. Stilling, et en me conformant de tout point à sa manière de faire.

C'est seulement à partir d'ici que mon mode de traitement diffère du sien, en ce qu'il recommande *de ne faire suivre la stricturotomie de l'introduction d'aucun corps dilatant*, tandis qu'au contraire je fais suivre *immédiatement la stricturotomie de l'introduction et du séjour prolongé d'une sonde de Weber modifiée.* Je continue cette dilatation jusqu'à ce que l'introduction de la sonde ne soit plus accompagnée de douleur, quelque légère qu'elle soit. A partir de ce moment, je fais dans le canal nasal des injections astringentes à l'aide d'une canule spéciale présentant exactement les dimensions de la sonde de Weber modifiée qui a servi à faire la dilatation. En un mot, c'est une sonde de Weber creuse, terminée en cul-de-sac à son extrémité inférieure et présentant en ce point plusieurs ouvertures latérales très-fines. La façon dont je fais les injections mérite quelques mots d'explication. La canule une fois placée seule, j'y adapte la seringue d'Anel et je commence à pousser très-lentement et d'une façon continue ; mais au fur et à mesure que je pousse le piston de la seringue à l'aide du pouce de la main droite, je fais subir de la main gauche à la canule un mouvement ascensionnel qui amène son extrémité inférieure en contact avec les différentes parties du canal nasal. Uue fois l'extrémité inférieure de la sonde arrivée à l'ouverture supérieure du canal nasal dans le sac, je pousse rapidement ce qui reste de liquide dans la seringue de façon à arroser abondamment toute la muqueuse du canal.

Il est important, lors de l'injection, de bien recommander au malade de tenir la tête fortement penchée en avant, afin qu'on puisse constater que tout le liquide sort par la narine correspondante, et afin d'éviter de plus qu'une partie du liquide tombe dans l'arrière-gorge, ce qui, suivant les liquides employés, est souvent fort désagréable.

Ces injections sont faites d'abord trois fois par semaine, puis deux, puis une, puis enfin tous les quinze jours, et finalement de loin en loin, uniquement pour constater la guérison.

Tel est le procédé dont je fais usage depuis dix-huit mois, et dont je n'ai qu'à me louer de jour en jour.

Paris. — Typographie A. Hennuyer, rue du Boulevard, 7.

www.ingramcontent.com/pod-product-compliance
Lightning Source LLC
LaVergne TN
LVHW021529140926
848035LV00047B/1262